Mundgesundheit in der Bundesrepublik Deutschland

Broschürenreihe
Band 3

Mundgesundheit in der Bundesrepublik Deutschland

Ausgewählte Ergebnisse einer
bevölkerungsrepräsentativen Erhebung
des Mundgesundheitszustandes und -verhaltens
in der Bundesrepublik Deutschland

Herausgeber:
Institut der Deutschen Zahnärzte (IDZ)
in Trägerschaft von
Bundesverband der Deutschen Zahnärzte e.V.
— Bundeszahnärztekammer
Kassenzahnärztliche Bundesvereinigung,
Körperschaft des öffentl. Rechts
5000 Köln 41, Universitätsstraße 71−73

 Deutscher Ärzte-Verlag Köln 1990

Redaktion:
Institut der Deutschen Zahnärzte, Köln
D. Fink

ISBN 3-7691-7822-X

Das Werk ist urheberrechtlich geschützt. Jede Verwertung in anderen als den gesetzlich zugelassenen Fällen bedarf deshalb der vorherigen schriftlichen Genehmigung des Verlages.

Copyright © by Deutscher Ärzte-Verlag GmbH, Köln, 1990

Gesamtherstellung: Deutscher Ärzte-Verlag GmbH, Köln

Inhaltsverzeichnis

Vorwort 7

Projektmitarbeiter 11

Ausgewählte Studienergebnisse
auf der Grundlage der Beiträge anläßlich der Pressekonferenz zur Mundgesundheitsstudie am
30.05.1990 in Bonn 13

Einführung: Warum war diese Untersuchung
überfällig? 15
A. Schneider

Darstellung des methodischen Ansatzes der Studie/
Reichweite der Ergebnisse 19
W. Micheelis

Zahnmedizinische Ergebnisse der bevölkerungsrepräsentativen Mundgesundheitsstudie 27
R. Naujoks, P. Dünninger, J. Einwag, K. Pieper,
E. Reich

Sozial- und verhaltenswissenschaftliche Ergebnisse . 37
J. Bauch

Resümee: Konsequenzen für Gesundheits- und Sozialpolitik im Bereich der zahnärztlichen Versorgung . 45
W. Schad

Anhang

Kariesbefall im internationalen Vergleich 53

Basistabellen (Auszug) 57

Verzeichnis der Abbildungen und Tabellen 65

Vorwort

Das Forschungsvorhaben mit dem Arbeitstitel „Bevölkerungsrepräsentative Erhebung des Mundgesundheitszustandes und -verhaltens in der Bundesrepublik Deutschland" wurde vom Institut der Deutschen Zahnärzte (IDZ) — in Trägerschaft des Bundesverbandes der Deutschen Zahnärzte e. V. (Bundeszahnärztekammer) und der Kassenzahnärztlichen Bundesvereinigung K.d.ö.R — im Zusammenwirken mit einem zahnmedizinischen Expertenkreis um Prof. Dr. R. Naujoks/Würzburg und Infratest Gesundheitsforschung/München durchgeführt.

Grundziel dieser epidemiologischen Studie war es, erstmals ein für die Bundesrepublik Deutschland repräsentatives Bild über den Mundgesundheitszustand in der Bevölkerung zu zeichnen. Die Studie wurde als Querschnittsstudie angelegt, die Erfassung der Vorkommenshäufigkeiten (Prävalenzraten) von Zahnkaries, Erkrankungen des Zahnhalteapparates (Parodontopathien) und der Zahnstellungs- und Bißlagefehler (Dysgnathien) stand im Mittelpunkt des Forschungsinteresses.

Ein besonderes Anliegen der Studie bestand ferner darin, daß parallel zu den zahnmedizinischen Befundungen auch sozial- und verhaltenswissenschaftliche Faktoren erfragt bzw. berücksichtigt wurden, die Aussagen zu Gewohnheiten, Einstellungen und Verhaltensweisen zum Thema Mundgesundheit — Mund- und Zahnhygiene, Ernährungsgewohnheiten, Häufigkeit und Motive von Inanspruchnahmen zahnärztlicher Dienste, Angst vor dem Zahnarzt bzw. der zahnärztlichen Behandlung usw. — ermöglichen. Die Erhebung wichtiger sozio-demographischer Gegebenheiten bei allen Probanden ermöglicht sozialstrukturelle Analysen der oralen Krankheitslast in der Bevölkerung.

Mit der vorliegenden Broschüre sollen ausgewählte Ergebnisse dieser epidemiologischen Großstudie in einer ersten Übersicht dokumentiert werden, wie sie im Rahmen einer Pressekonferenz der Informationsstelle der Deutschen Zahnärzte/Köln am 30. Mai 1990 in Bonn der Öffentlichkeit präsentiert worden sind. Die dort vorgelegten Texte sind Grundlage dieser Publikation. Eine knappe, für diese Broschüre speziell besorgte Neufassung zur Kariesverbreitung im internationalen Vergleich unter Verwendung aktuell vorliegender Zahlen von der Weltgesundheitsorganisation (WHO)/Genf soll diese kleine Publikation abrunden.

Zur Zeit ist eine **wissenschaftliche Basispublikation** mit Beiträgen aller zahnmedizinischen und sozialwissenschaftlichen Projektmitarbeiter in Vorbereitung, in der die organisatorischen Projektgrundlagen, der methodische Aufbau und die einzelnen Forschungsziele ausgeführt werden sowie eine detaillierte Darstellung und Kommentierung der Ergebnisse nach Themenschwerpunkten vorgenommen wird. Diese Basispublikation wird in der „Materialienreihe" des Instituts der Deutschen Zahnärzte unter dem Titel „Bevölkerungsrepräsentative Erhebung des Mundgesundheitszustandes und -verhaltens in der Bundesrepublik Deutschland" in Kürze (1991) veröffentlicht.

Wir möchten an dieser Stelle allen Mitgliedern des zahnmedizinischen Expertenkreises und den Beteiligten bei Infratest Gesundheitsforschung für die kompetente Projektmitarbeit sehr herzlich danken. Ohne die so engagierte fachliche Unterstützung des zahnmedizinischen Expertenkreises — Dr. Dünninger, PD Dr. Einwag, Dr. Keß, PD Dr. Koch, Prof. Dr. Naujoks, Prof. Dr. Pieper, Dr. Reich und Prof. Dr. Witt — wäre es nicht möglich gewesen, dieses umfangreiche Forschungsvorhaben aufzulegen und zu einem erfolgreichen Abschluß zu führen.

Unser Dank gilt ferner dem Engagement der Zahnmediziner Dr. Christoph Benz/Universität München, Dr. Joachim Hermann/Universität Tübingen, PD Dr. Joachim Klimek/Universität Marburg, PD Dr. Dr. Hans-Jörg Staehle/Universität Münster, Dr. Norbert Schueler/Universität Bonn und Frau Dr. Sabine Schulz/Universität Hamburg, mit deren Hilfe das Netzwerk regionaler Schulungsveranstaltungen zur Projekteinweisung der mitarbeitenden niedergelassenen Zahnärzte verwirklicht werden konnte.

Auch möchten wir uns bei den insgesamt 80 niedergelassenen Zahnärzten bedanken, die neben ihrer Praxistätigkeit viel Zeit für die Vorbereitung und die Durchführung der zahnmedizinischen Befundungen im Rahmen dieser Studie bei immerhin fast 1 800 Probanden in ihren Praxen aufgewendet haben. Dieser Dank gilt selbstverständlich gleichermaßen auch den „Probanden" selbst, die — aus der gesamten Bundesrepublik nach dem Zufallsprinzip ausgewählt — bereit waren, an diesem Forschungsvorhaben mitzuwirken bzw. sich für ein persönliches Interview und eine zahnmedizinische Befundung zur Verfügung zu stellen.

Last but not least ist es uns auch ein Anliegen, dem Bundesgesundheitsamt/Berlin zu danken, das durch eine ideelle Projektunterstützung in Form eines Empfehlungsschreibens sehr geholfen hat, bei den Beteiligten Vertrauen in diese Studie herzustellen.

Wolfgang Micheelis Köln, im Juni 1990
Jost Bauch

Projektmitarbeiter

Zahnmedizinischer Expertenkreis

Dr. Peter Dünninger
Poliklinik für Zahnerhaltung und Parodontologie
Universitäts-Zahnklinik Würzburg

Priv.-Doz. Dr. Johannes Einwag
Poliklinik für Zahnerhaltung und Parodontologie
Universitäts-Zahnklinik Würzburg

Dr. Klaus Keß
Poliklinik für Kieferorthopädie
Universitäts-Zahnklinik Würzburg

Priv.-Doz. Dr. Rolf Koch
Bamberg

Prof. Dr. Rudolf Naujoks (Koordinator)
ehem. Direktor der Universitäts-Zahnklinik Würzburg

Prof. Dr. Klaus Pieper
Abt. für Zahnerhaltung
Universitäts-Zahnklinik Göttingen

Dr. Elmar Reich
Poliklinik für Zahnerhaltung und Parodontologie
Universitäts-Zahnklinik Regensburg

Prof. Dr. Emil Witt
Direktor der Universitäts-Zahnklinik Würzburg

Infratest Gesundheitsforschung/München

Brigitte von Berg
Assistentin

Dr. Rosemary Eder-Debye, Dipl.-Psych.
Studienleiterin

Jürgen Hoeltz
Geschäftsführung

Institut der Deutschen Zahnärzte/Köln

Dr. Jost Bauch, Dipl.-Soz.
Leiter des Referates für Gesundheits- und Gesellschaftspolitik

Dr. Wolfgang Micheelis, Dipl.-Sozw.
Leiter des Referates für Struktur- und Versorgungsfragen

Ausgewählte Studienergebnisse

auf der Grundlage der Beiträge anläßlich der Pressekonferenz zur Mundgesundheitsstudie am 30.05.1990 in Bonn

Einführung:
Warum war diese Untersuchung überfällig?

Adolf Schneider, Präsident des Bundesverbandes der Deutschen Zahnärzte e. V. (BDZ) — Bundeszahnärztekammer

Bundeszahnärztekammer und Kassenzahnärztliche Bundesvereinigung sind sehr froh, nunmehr die ersten Ergebnisse der einschließlich aller Vorbereitungsarbeiten seit dreieinhalb Jahren laufenden Untersuchung über den Mundgesundheitszustand der Deutschen vorstellen zu können.

Nachfolgend soll auf die Gründe für die Durchführung dieser Studie eingegangen werden, die die deutsche Zahnärzteschaft immerhin rund 1,3 Mio. DM gekostet hat.

1987 wurden im Sachverständigen-Gutachten der Konzertierten Aktion der Mundgesundheit der Deutschen schlechte Noten erteilt. Die Enquete-Kommission des Bundestages schlug mit ihrer Stellungnahme vom Februar dieses Jahres erneut in die gleiche Kerbe. Der SPIEGEL (Nr. 12/1990, S. 168—192) berichtete kürzlich erst vom „Schlußlicht Bundesrepublik" in Europa. Andere Medien wiederholten ebenfalls die These von der schlechten Zahngesundheit.

Ärgerlich war und ist, daß diese Aussagen immer verbunden waren mit einem mehr oder weniger unverhohlenen Vorwurf an die Zahnärzteschaft: Ihr habt nicht genügend dafür getan. Ärgerlich war und ist immer auch die Verknüpfung dieser Zahlen mit den relativ hohen Ausgaben in der Bundesrepublik für die zahnärztliche Versorgung.

Die zahnärztlichen Organisationen haben in der Vergangenheit immer wieder versucht, diese Aussagen zurechtzurücken. Vor allem wurde die allzu simple Verknüpfung von Ausgaben und Zahngesundheit ohne angemessene Berücksichtigung des gesamten zahnärztlichen Versorgungsniveaus zurückgewiesen. In diesen Stellungnahmen wurde darauf hingewiesen, daß das Datenmaterial nicht ausreicht, um von **dem** Mundgesundheitszustand der Deutschen zu sprechen.

Auch wurde deutlich gemacht, daß die in der Regel verwendeten WHO-Zahlen lückenhaft sind, daß zwischenzeitlich regionale Untersuchungen vorliegen, die einen generell positiven Trend zu einer besseren Mundgesundheit signalisierten. Aber auch die zahnärztlichen Organisationen konnten keine stichhaltigen Zahlen zum Mundgesundheitszustand der Deutschen vorlegen. Man hatte nur immer das Gefühl — und dieses stützte sich auf das, was Tag für Tag in der Praxis zu sehen ist —, daß die vorliegenden regionalen Ergebnisse wohl auch für die ganze Bundesrepublik gelten dürften. Nur, wie gesagt, man konnte es nicht nachweisen.

Da darüber hinaus in den Medien bis in die jüngste Zeit die Kernaussagen aus dem Sachverständigen-Gutachten und die der Enquete-Kommission hartnäckig wiederholt wurden — ohne Hinweis wohlweislich darauf, daß Anzeichen vorliegen, die diese Aussagen zumindest in dieser apodiktischen Form stark relativieren —, wurde in den zentralen Gremien von Bundeszahnärztekammer und Kassenzahnärztlicher Bundesvereinigung die Entscheidung gefällt, die gesamte Fragestellung einer detaillierten wissenschaftlichen Untersuchung zuzuführen.

Von Anfang an wurde vom Institut der Deutschen Zahnärzte (IDZ) das Ziel verfolgt, ein Studiendesign zu entwickeln, das den wissenschaftlichen Anforderungen an eine epidemiologische Studie und den Anforderungen an die Repräsentativität gerecht wird und das mit dem Datenmaterial anderer Länder vergleichbar ist. Mit Bedacht wurde auch das Institut Infratest Gesundheitsforschung als Projektpartner gewählt, konnte damit doch sichergestellt werden, daß die Feldarbeit und die gesamte Ablauforganisation dieser Großstudie qualifiziert durchgeführt werden.

Abschließend noch ein Wort zur Finanzierung: Bundeszahnärztekammer und Kassenzahnärztliche Bundesvereinigung hatten in der Vorbereitungszeit sehr gehofft, daß die öffentliche Hand, z. B. das Bundesforschungsministerium oder das Bundesgesundheitsministerium, starkes Interesse daran haben müßte, epidemiologisch aussagefähige Werte zur Mundgesundheit der Deutschen zu erhalten. Diese Hoffnung wurde noch durch das im Auftrag des Bundesministeriums für Jugend, Familie, Frauen und Gesundheit im Herbst vergangenen Jahres übergebene Kompendium „Dringliche Gesundheitsprobleme der Bevölkerung in der Bundesrepublik Deutschland" gestärkt, in dem eine Fülle von offenen Fragen formuliert wurden und somit ein hoher Forschungsbedarf begründet wurde. Doch alle befragten Stellen winkten trotz einer Vielzahl von Vorgesprächen im Laufe der letzten Jahre letztlich ab. Für die Zahnärzteschaft war aber die Fragestellung so wichtig, daß sie sich entschlossen hat, die Studie über ihr wissenschaftliches Institut selbst zu finanzieren. Dankbar wurde daher auch ein Sponsorbeitrag aus der Industrie angenommen.

Bundeszahnärztekammer und Kassenzahnärztliche Bundesvereinigung betrachten diese Untersuchung als Initialzündung auf dem Gebiet der Oralepidemiologie, die, um den Entwicklungstrend festzuhalten, in einem gewissen zeitlichen Turnus wiederholt werden muß. Die Zahnärzteschaft ist der Auffassung, daß dies das Interesse der öffentlichen Hand finden sollte; ihr Anliegen ist es doch, zu wissen, wie sich der Mundgesundheitszustand der Deutschen darstellt, um daraus Konsequenzen im Rahmen der Sozial- und Gesundheitspolitik abzuleiten. Deswegen appellieren die Zahnärzte an die Bundesregierung, sich dieser Aufgabe zu stellen und sich künftig bei der Finanzierung von Folgestudien zu beteiligen.

Einzelheiten zum Aufbau und erste Ergebnisse der Studie werden in den nachfolgenden Beiträgen der wissenschaftlichen Projektbearbeiter dargelegt.

Darstellung des methodischen Ansatzes der Studie/Reichweite der Ergebnisse

W. Micheelis

1. Ausgangspunkt der Studie

Bundeszahnärztekammer und Kassenzahnärztliche Bundesvereinigung realisierten und finanzierten über ihr Institut der Deutschen Zahnärzte dieses epidemiologische Großprojekt. Der finanzielle Gesamtaufwand lag bei rund 1,3 Millionen DM, aufgebracht durch die Zahnärzteschaft in der Bundesrepublik Deutschland.[1] Die Gesamtlaufzeit der Studie erstreckte sich mit allen theoretischen und organisatorischen Vorbereitungen insgesamt über rund drei Jahre.

Die IDZ-Studie mit dem Arbeitstitel „Bevölkerungsrepräsentative Erhebung des Mundgesundheitszustandes und -verhaltens in der Bundesrepublik Deutschland" folgte in ihren methodischen Grundlagen den Standards der epidemiologischen Forschung. Die Studie wurde als eine sogenannte „Prävalenzerhebung" organisiert, d. h. die empirische Ermittlung von Vorkommenshäufigkeiten (Bestandsraten) definierter Krankheiten des Kausystems stand im Mittelpunkt des Forschungsinteresses.

Im Gegensatz zu den bisherigen oralepidemiologischen Erhebungen in der Bundesrepublik Deutschland, die sich im wesentlichen auf Patientenstichproben bezogen haben und/oder regional begrenzt waren, war es ausdrückliches Ziel der IDZ-Studie, erstmals repräsentative Mundgesund-

---

[1] Wir danken der Firma Blendax/Mainz für die freundliche, zusätzliche Unterstützung der Studie im Rahmen einer Sponsorschaft.

heitsdaten für die deutsche Wohnbevölkerung in der Bundesrepublik Deutschland zu erarbeiten.

Zusätzlich sollten mit dieser Studie wichtige Risiko- und Einflußfaktoren für die Mundgesundheit erhoben werden — also z. B. Aspekte zu den eingelebten Ernährungs- oder Zahnputzgewohnheiten —, um die morbiditätsstatistischen Ergebnisse einer ursachenorientierten Analyse zuführen zu können. Dies wurde mit einer umfangreichen sozialwissenschaftlichen Befragung der ausgewählten Stichprobenpersonen erreicht, so daß sich — zusammenfassend formuliert — die Gesamtstudie aus einem zahnmedizinischen Befundungsteil und einem verhaltenswissenschaftlichen Befragungsteil zusammensetzt. Aus fachlich-epidemiologischer Sicht handelt es sich hier um eine „sozialepidemiologische Erhebung".

2. Stichprobe

Zentrales Kennzeichen der IDZ-Studie war der bevölkerungsrepräsentative Ansatz. Um eine entsprechende Stichprobe ziehen zu können, wurde eine sogenannte „geschichtete Zufallsstichprobe" gebildet. Hierzu waren zwei Schritte notwendig: Als erstes wurden Untersuchungsgemeinden in der Weise ausgewählt, daß sie repräsentativ für die deutsche Wohnbevölkerung sind, und zwar nach den Kriterien Bundesland und Gemeindegrößenklasse (zusätzliches Kriterium bei der Auswahl der Untersuchungsgemeinden war der Regierungsbezirk). Insgesamt wurden auf diesem Wege 80 Untersuchungsgemeinden oder — in ländlichen Gebieten — Gemeindepaare gewonnen, in denen die Zufallspersonen untersucht werden sollten.

Die zweite Stufe bei der Stichprobenbildung war die Ziehung einer Personen-Zufallsstichprobe der zu befragenden und zu befundenden Probanden aus den Einwohnermeldekarteien in jeder Untersuchungsgemeinde. Die in die Untersuchung einbezogenen Orte sind Tabelle 1 zu entnehmen.

Um zu aussagekräftigen Ergebnissen zu kommen, wurde die Gesamtstichprobe nach Altersgruppen differenziert: Eine Kinderstichprobe (8/9jährige), eine Jugendlichenstichprobe (13/14jährige) und eine Erwachsenenstichprobe (35—54jährige). Diese Altersgruppen wurden vor allem zum Zweck der Vergleichbarkeit mit anderen oralepidemiologischen Erhebungen des Inlands und des Auslands (auch im Hinblick auf die WHO) festgelegt.

Insgesamt konnte mittels des Adressenmaterials aus den Einwohnermeldeämtern (Adressenbruttoansatz) eine durchschnittliche Ausschöpfung von rund 67% erreicht werden — ein in der epidemiologischen und sozialwissenschaftlichen Forschung bemerkenswert gutes Resultat! In Zahlen ausgedrückt waren es insgesamt 1763 Befragungen und Befundungen, die in die Datenanalyse eingehen konnten. Die Reichweite der Ergebnisse ist vor diesem Ausschöpfungshintergrund entsprechend günstig einzuschätzen. Nach den Regeln der empirischen Forschung ist nicht allein die absolute Stichprobengröße bei einer massenstatistischen Erhebung entscheidend, sondern vor allem auch die Art der Stichprobenauswahl, um zu aussagekräftigen Ergebnissen zu kommen (vgl. beispielsweise Pflanz, 1973; Bortz, 1984).

Die Themenpalette für das persönliche Interview im Rahmen des verhaltenswissenschaftlichen Studienteils reichte beispielsweise von Fragen zum allgemeinen Gesundheitsverhalten über Angaben zur persönlichen Mund- und Zahnhygiene bis hin zu Fragen nach der vielzitierten Zahnarztangst.

Die Palette für die zahnmedizinische Befundung bezog sich vor allem auf vier Bereiche: Erhebung des Kariesbefalls, Vorhandensein von Zahnbetterkrankungen (Parodontopa-

Tabelle 1: Ausgewählte Untersuchungsgemeinden bzw. Gemeindepaare für die Hauptstufe des Projektes

1000 Berlin
2000 Hamburg
2077 Grossensee/ 2077 Trittau
2018 Appen/ 2081 Heist
2210 Itzehoe
2400 Lübeck
2800 Bremen
2940 Wilhelmshaven
2942 Jever
2944 Wittmund
3000 Hannover
3004 Isernhagen
3040 Soltau
3071 Balge/ 3077 Wietzen
3122 Dedelstorf/3122 Hankensbüttel
3400 Göttingen
3500 Kassel
4000 Düsseldorf
4018 Langenfeld
4057 Brüggen/ 4055 Niederkrüchten
4200 Oberhausen
4270 Dorsten
4300 Essen
4320 Hattingen
4400 Münster
4414 Sassenberg/ 4410 Warendorf
4450 Bramsche
4600 Dortmund
4630 Bochum
4670 Lünen
4782 Erwitte/ 4780 Lippstadt
4800 Bielefeld
5000 Köln
5024 Pulheim

6110 Dieburg/ 6112 Gross-Zimmern
6384 Schmitten
6407 Schlitz
6427 Bad Salzschlirf/ 6402 Grossenlüder
6500 Mainz
6501 Essenheim/6501 Heidesheim
6607 Quierschied
6720 Speyer
6741 Billigheim-Ingenheim/ 6742 Herxheim
6802 Ladenburg
7000 Stuttgart
7070 Schwäbisch-Gmünd/ 7076 Waldstetten
7101 Massenbachhausen/ 7103 Schwaigern
7133 Maulbronn/7137 Sternenfeld
7144 Asperg/7141 Möglingen
7230 Schramberg
7741 Tennenbronn
7332 Eislingen
7460 Balingen/7465 Geislingen
7521 Kronau/7525 Bad Schönborn
7801 Ballrechten-Dottingen/ 7813 Staufen
7850 Lörrach
8000 München
8034 Germering/ 8039 Puchheim
8128 Polling/8120 Weilheim
8200 Rosenheim

5100 Aachen	8240 Berchtesgaden
5160 Düren/ 5166 Kreuzau	8301 Furth/8301 Hohentann
5190 Stolberg	8400 Regensburg
5275 Bergneustadt	8411 Altenthann/8411 Bern-
5340 Bad Honnef/ 5330 Kö-	hardswald
nigswinter	8502 Zirndorf
5350 Euskirchen	8671 Schönwald/ 8672 Selb
5584 Alf/ 5584 Bullay	8705 Zellingen
6000 Frankfurt	8728 Hassfurt/ 8729 Theres
6090 Rüsselsheim	8860 Nördlingen

thien), Erfassung vorhandener Zahnstellungs- und Bißlagefehler und die Dokumentation des prothetischen Versorgungsstatus. Die zahnärztlichen Befunderhebungen erfolgten auf der Grundlage spezifischer Indexsysteme bzw. Parameter (vgl. Tab. 2).

3. Organisation der Studie

Es ist klar, daß eine Studie dieser Größenordnung einer außerordentlich umfangreichen wissenschaftlichen, aber auch organisatorischen Vorbereitung und (natürlich) Betreuung bedarf. Dies wurde bei der IDZ-Studie sichergestellt durch die Einschaltung des Münchener Instituts Infratest Gesundheitsforschung und einer zahnmedizinischen Expertengruppe.

Während die Federführung in der Projektkonzeption und die gesamte Projektleitung in den Händen des IDZ lag, war die Durchführung aller praktischen Organisationsaufgaben einschließlich der Durchführung der persönlichen Interviews und der EDV-gestützten Auswertungsprogramme Arbeitspart von Infratest. Die zahnmedizinische Expertengruppe war demgegenüber zuständig für die Konzeption der verwendeten Befundbögen, die Leitung der Schulung der Untersucherzahnärzte und die Durchführung verschie-

Tabelle 2: Verwendete Indexsysteme bzw. Parameter im Rahmen der zahnärztlichen Befundungsarbeiten

Zielkrankheiten	Befunderhebungen nach
Karies:	— DMF-T/DMF-S — dmf-t/dmf-s
Parodontopathien:	— Zahnstein — PBI — CPITN — Attachmentverlust
Dysgnathien:	— Okklusionsverhältnisse der Eckzähne und Sechsjahrmolaren — Engstände und Lückenstellungen im Zahnbogen — zusätzlich: Modellanalyse
prothetischer Versorgungsstatus:	— festsitzender Zahnersatz — Teleskopbrücken — Implantate — Klebebrücken — herausnehmbarer Zahnersatz (partiell/total)

dener Zuverlässigkeitsüberprüfungen (Übereinstimmungen im Befundungsverhalten zwischen Projektzahnärzten und Schulungsleiter).

Insgesamt arbeiteten an der IDZ-Studie 80 niedergelassene Zahnärzte aus der gesamten Bundesrepublik mit, die durch eine zentrale Aufrufkampagne in den „Zahnärztlichen Mitteilungen" gewonnen worden waren. Diese Zahnärzte wurden nach dem Kriterium ausgewählt, ob ihr räumlicher Praxisstandort in das Netz der zusammengestellten Untersuchungsgemeinden (s. S. 22/23) hineinpaßte. Alle Projektzahnärzte wurden in jeweils regionalen Schulungsveranstaltungen auf ihre wissenschaftliche Befundungsaufgabe vorbereitet. Diese ganztägigen Schulungsveranstaltungen wurden in verschiedenen Universitätszahnkliniken (Bonn, Göttingen, Hamburg, Marburg, Münster, München, Regensburg, Tübingen und Würzburg) abgehalten.

Die folgende Abbildung gibt einen Überblick über den Gesamtaufbau des Forschungsprojektes (vgl. Abb. 1).

Abb. 1: Aufbau des IDZ-Forschungsvorhabens
Bevölkerungsrepräsentative Erhebung des Mundgesundheitszustandes und -verhaltens in der Bundesrepublik Deutschland

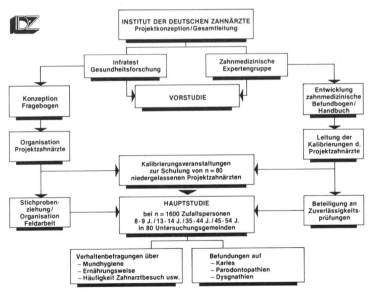

Die Feldarbeit erstreckte sich von Anfang April 1989 bis August desselben Jahres.

Das Datenmaterial wurde im Zusammenwirken mit der zahnmedizinischen Expertengruppe und mit Unterstützung von Infratest anhand eines umfangreichen Datenplausibilitätsprogramms geprüft. Auf eine Gewichtung der Datenergebnisse anhand vorliegender demographischer Grundgesamtheitsverteilungen (Volkszählung 1987) konnte verzichtet werden, da „Soll" und „Ist" hinsichtlich relevanter Variablen (Geschlecht, Stellung im Beruf, Bundesland und Ortsgrößenklasse) nur geringfügige Abweichungen aufweisen.

Quellenverzeichnis:
1. Bortz, J.: Lehrbuch der empirischen Forschung für Sozialwissenschaftler, Berlin, Heidelberg 1984
2. Pflanz, M.: Allgemeine Epidemiologie, Stuttgart 1973

Zahnmedizinische Ergebnisse der bevölkerungsrepräsentativen Mundgesundheitsstudie

R. Naujoks
P. Dünninger
J. Einwag
K. Pieper
E. Reich

Während der beiden letzten Jahrzehnte wurden in der Bundesrepublik Deutschland zahlreiche Untersuchungen über den Mundgesundheitszustand der Bevölkerung durchgeführt. Dabei handelte es sich meist um regionale Erhebungen an bestimmten Altersgruppen bzw. Angehörigen der Bundeswehr, Schülern bestimmter Schulen, Studenten oder ähnlichen Personengruppen.

Nach zwei bundesweiten Studien an Patienten zahnärztlicher Praxen (Projekt A0 und A5) der Deutschen Gesellschaft für Zahn-, Mund- und Kieferheilkunde (DGZMK) in den Jahren 1978 und 1983 liegen jetzt die 1989 erhobenen Befunde der bevölkerungsrepräsentativen Mundgesundheitsstudie des IDZ vor. Nachstehend eine Auswahl der wichtigsten Ergebnisse aus den Gebieten:
a) Kariesbefall und Versorgungsgrad
b) Parodontopathien (Zahnbetterkrankungen)
c) Zahnstellungs- und Bißlagefehler

Alle Erhebungen betrafen die Altersgruppen 8 und 9 Jahre, 13 und 14 Jahre und 35—54 Jahre.

1. Untersuchungsergebnisse

zu a) Kariesbefall und Versorgungsgrad

Zur Bewertung der Zahngesundheit wurde der international gebräuchliche DMF-T-Index benutzt, der (vgl. Abb. 2) unter D+M+F die Summe der nicht mehr naturgesunden und bereits fehlenden Zähne (T) wiedergibt.

Abbildung 2: Aufbau des Karies-Indexes (DMF-T)
D = (decayed) kariös M = (missing) fehlend F = (filled) gefüllt
T = (teeth) Zähne

Die Tabelle 3 zeigt die Entwicklung der DMF-T-Zahlen für die 8/9- bzw. 13/14jährigen ab 1973 in der Bundesrepublik Deutschland:

Tabelle 3: Mittlere DMF-T-Werte von Kindern und Jugendlichen im Zeitvergleich			
		8/9 Jahre	13/14 Jahre
1973	WHO-Studie	3,3	8,8
1983	Studie A5	2,2	8,8
1989	IDZ-Studie	1,5	5,2

Bei den 8/9jährigen gab es eine stetige Verringerung des Kariesbefalls von 3,3 auf 1,5 DMF-T (−54%), bei den 13/14jährigen — nach einer Verzögerung — eine solche von 8,8 auf 5,2 DMF-T (−41%). Dabei ist allerdings zu berücksichtigen, daß es sich bei der „WHO-Studie" und bei der „A5-Studie" nicht um bevölkerungsrepräsentative Stichproben handelt.

Bei den Erwachsenen (Tab. 4), die im Hinblick auf die modernen Möglichkeiten der Kariesverhütung als „verlorene Generation" zu bezeichnen sind, hat sich der DMF-T-Wert kaum verändert (für 35—44jährige: mittlerer DMF-T-Wert 16,7/für 45—54jährige: mittlerer DMF-T-Wert 18,4). Das Ergebnis der IDZ-Studie kann allenfalls als positive Tendenz gelten. Neuere Zahlen aus anderen Ländern wie beispielsweise aus dem Vereinigten Königreich oder der DDR (Erfurt/Suhl-Studie) zeigen aber, daß die Bundesrepublik bei den Erwachsenen vergleichsweise günstig liegt.

Tabelle 4: Mittlere DMF-T-Werte der Erwachsenen im Zeitvergleich

			DMF-T
1973	WHO-Studie	(35−44 Jahre)	= 18,7
1978	Studie AO	(35−54 Jahre)	= 18,3
1983	Studie A5	(35−54 Jahre)	= 18,5
1989	IDZ-Studie	(35−54 Jahre)	= 17,5
1988	Vereinigtes Königreich	(35−54 Jahre)	= 19,6
1986	Erfurt/Suhl	(35−54 Jahre)	= 18,0

Besonderes Interesse darf beim Kariesbefall die Verteilung der DMF-Zahlen beanspruchen (vgl. Tab. 5). Hier zeigt sich, daß bei den 8/9jährigen 15,6% der untersuchten Kinder 45,5% der DMF-Zähne haben (oder 28,2% haben 70,9%). Bei den 13/14jährigen sind die entsprechenden Zahlen: 21,5% der Probanden = 46,2% DMF-T (oder 31,6% der Probanden = 59,9% DMF-T). Bei den Erwachsenen ist eine solche „schiefe" Verteilung naturgemäß weniger deutlich: 26,6% der Probanden = 38,2% DMF-T.

Tabelle 5: Anteilswerte zur DMF-T-Verteilung bei Kindern, Jugendlichen und Erwachsenen		
Alter	%-Probanden	%-DMF-T
8/ 9 Jahre	15,6	45,5
	oder 28,2	70,9
13/14 Jahre	21,5	46,2
	oder 31,6	59,9
35 – 54 Jahre	26,6	38,2

zu b) Parodontopathien (Zahnbetterkrankungen)

Analog zum Kariesbefall kommt bei den Zahnbetterkrankungen ein entsprechender Index, der

Community Periodontal Index of Treatment Needs (CPITN)

zur Anwendung. Die Schweregrade des CPITN sind in Abbildung 3 definiert. Zur groben Einschätzung der Therapiebedürftigkeit werden dem Befund entsprechende Therapien zugeordnet. Demnach ist eine chirurgisch ausgerichtete (komplexe) Parodontaltherapie nur bei dem Schweregrad 4 erforderlich. Der Schweregrad 3 und 2 betrifft zahn-

Abbildung 3: Aufbau des Parodontopathien-Indexes (CPITN)
0 = keine Blutung
1 = Blutung festgestellt
2 = Zahnstein/Füllungsüberhänge
3 = Taschentiefe 4 – 5 mm
4 = Taschentiefe ≥ 6 mm

ärztliche Maßnahmen wie Zahnsteinentfernung und gegebenenfalls Wurzelglättung, der Schweregrad 1 ist durch entsprechende Mundhygiene zu beherrschen.

Die Häufigkeit parodontaler Erkrankungen nach dem CPITN gibt die Tabelle 6 wieder. Sie zeigt, daß bei den 13/14jährigen rund 12% und bei den Erwachsenen rund 44% eine professionelle Zahnsteinentfernung und Wurzelglättung benötigen und knappe 1% der Jugendlichen und rund 18% der Erwachsenen einer komplexen, weiterführenden parodontologischen Therapie zuzuführen sind. Zum einen belegen diese Zahlen die altersabhängigen Unterschiede des Erkrankungsrisikos und zum anderen die Notwendigkeit der individuellen Betreuung und Therapie des Risikopatienten.

Tabelle 6: CPITN-Schweregrade bei Kindern, Jugendlichen und Erwachsenen (maximaler CPITN-Wert)

Schweregrad	8/9 Jahre %	13/14 Jahre %	35 – 54 Jahre %
0	33,1	18,6	4,6
1	55,6	54,3	10,7
2	11,3	14,4	23,2
3	—	12,1	43,9
4	—	0,7	17,7

zu c) Zahnstellungs- und Bißlagefehler

Fehlstellungen der Zähne und Kiefer sind epidemiologisch besonders schwierig zu erfassen. Die Vielzahl der Möglichkeiten und deren Kombinationen beinhalten für eine Klassifizierung zu epidemiologischen Zwecken besondere Probleme.

In Tabelle 7 ist unter A, B und C eine allerdings nur grobe Einteilung aufgeführt. Insgesamt läßt sich aussagen, daß mehr als 95% der untersuchten Personen Abweichungen vom Idealzustand eines Gebisses aufweisen. Inwieweit bei der Gruppe B ein Behandlungsbedarf besteht, kann bis zu einem gewissen Grad Auffassungssache sein. Als Richtzahl gilt derzeit, daß etwa 75% der Kinder und Jugendlichen einer kieferorthopädischen Behandlung unterzogen werden sollten.

Tabelle 7: Verteilung von Zahnstellungs- und Bißlagefehlern bei Kindern, Jugendlichen und Erwachsenen nach Schweregraden

Schweregrad	8/9 Jahre %	13/14 Jahre %	35–54 Jahre %
A	1,1	3,1	1,5
B	68,6	74,7	76,7
C	30,3	22,2	21,8

A = ohne Fehlbildung
B = falls nicht A oder C
C = mehrere Fehlbildungssymptome

2. Mundgesundheit und Versorgungsgrad

Kariesbefall und Parodontopathien sind stark verhaltensbedingte Krankheitszustände und damit nicht direkt abhängig von der Zahnarzt-Dichte bzw. dem Leistungsangebot eines zahnmedizinischen Betreuungssystems. Dieses Betreuungssystem ist jedoch von entscheidender Bedeutung für den diesbezüglichen Versorgungsgrad der Bevölkerung.

Im Hinblick auf den Kariesbefall und dessen Therapie bei Kindern und Jugendlichen vermittelt die Tabelle 8 Hinweise auf die Entwicklung seit 1973.

Tabelle 8: Versorgungsgrad der Karies bei Kindern (8/9 Jahre) und Jugendlichen (13/14 Jahre) im Zeitvergleich

			D	F
	1973	WHO-Studie	2,2	1,1
8/9 Jahre	1983	Studie A5	1,5	0,8
	1989	IDZ-Studie	0,8	0,7
	1973	WHO-Studie	4,4	4,0
13/14 Jahre	1983	Studie A5	2,8	5,7
	1989	IDZ-Studie	2,1	3,0

D = kariös
F = gefüllt

Tabelle 9: Anteil naturgesunder Gebisse in ausgewählten Studien (DMF-T = 0)

		8/9 Jahre %	13/14 Jahre %	35–54 Jahre %
IDZ-Studie	1989	42,2	12,4	0,6
LAG/Z Bayerns	1989/90*)	42,0	—	—
Basel/Stadt	1989	81,5	48,5	—

*) nur 9jährige

Bei den Kindern und Jugendlichen ist eine deutliche Verbesserung zu verzeichnen. Es klafft jedoch zu anderen Ländern mit ausgebauten Prophylaxesystemen noch eine beträchtliche Lücke. Als Beispiel seien hier die Zahlen aus dem Kanton Basel/Stadt aufgeführt (vgl. Tab. 9). Für die

Gruppe der Erwachsenen (35—54 Jahre) läßt sich nach dem augenblicklichen Stand der Auswertungen feststellen, daß der Versorgungsgrad
a) beim Kariesbefall und
b) auch was den Ersatz verlorengegangener Zähne anbelangt

jedem Vergleich mit anderen Ländern standhält, oder diesen sogar überlegen ist (vgl. Tab. 10).

Der Mundgesundheitszustand der deutschen Bevölkerung weist — über die beiden letzten Jahrzehnte gesehen — einen positiven Trend auf.

Tabelle 10: Versorgungsgrad der Karies bei Erwachsenen (35 — 54 Jahre) im Zeitvergleich				
		D	F	(M)
1973	WHO-Studie*	1,7	9,3	(7,8)
1978	Studie A0	2,9	8,3	(7,2)
1983	Studie A5	2,9	10,2	(5,4)
1989	IDZ-Studie	1,9	10,3	(5,4)

* 35 — 44 Jahre
D = kariös
F = gefüllt
M = fehlend

Quellenverzeichnis:

1. Studien AO/A5
   Studie AO (1978) und Studie A5 (1983) des Arbeitskreises „Epidemiologie" der Deutschen Gesellschaft für Zahn-, Mund- und Kieferheilkunde, berichtet als:
   — Patz, J.; Naujoks, R.: Morbidität und Versorgung der Zähne in der Bevölkerung der Bundesrepublik Deutschland, in: Dtsch. Zahnärztl. Z. 35 (1980) 259—264
   — Naujoks, R.; Hüllebrand,. G.: Mundgesundheit in der Bundesrepublik, in: ZM 5 (1985) 417—419

2. Basel/Stadt
   Büttner, M.: Jahresbericht der Schulzahnklinik Basel, 1989, pers. Mitt.

3. Erfurt/Suhl
   Bängler, P.; Bäbel, G.; Kurbad, A.; Koss, W.: Local Epidemiological Profile of Periodontal Diseases and Dental Caries of the Districts of Erfurt and Suhl, German Democratic Republic, 1985—1986

4. LAG/Z Bayerns
   Einwag, J.: Kariesepideomiologische Untersuchung an bayerischen Grundschülern, 1989, pers. Mitt.

5. Vereinigtes Königreich
   Adult Dental Health 1988, in: British Dental Journal 7, 1990, 279—281

6. WHO
   World Health Organisation: Country Profiles On Oral Health in Europe 1986, Kopenhagen 1986
   World Health Organisation: Oral Health Care Systems, Genf 1985

Sozial- und verhaltenswissenschaftliche Ergebnisse

J. Bauch

Ein besonderer Wert der IDZ-Mundgesundheitsstudie besteht darin, daß sie auch einen ausgeprägten sozial- bzw. verhaltenswissenschaftlichen Teil hat. Für aussagekräftige epidemiologische Studien ist ein solcher sozialwissenschaftlicher Erhebungspart unverzichtbar, werden doch dadurch erst die medizinischen Befunddaten in wesentlichen Teilen interpretierbar. Erst die Kombination medizinischer Befunddaten mit sozialwissenschaftlichen Erhebungsdaten erlaubt die Beantwortung der Fragen beispielsweise nach dem Einfluß der Mundhygiene auf die Zahngesundheit, dem Einfluß des Inanspruchnahmeverhaltens des Zahnarztes von seiten des Patienten auf die orale Gesundheit usw. Da die Auswertungsarbeiten erst am Anfang stehen, können an dieser Stelle nur skizzenartig einige Daten aus dem sozialwissenschaftlichen Teil der Studie hier vorgestellt werden.

1. Mundgesundheit und Schichtverteilung

Nachfolgend einige Datenverteilungen zur Sozialschichtverteilung von DMF-T und CPITN der Studie, aufgeteilt nach den zugrundeliegenden Altersgruppen (vgl. Tab. 11—13). Aus verschiedenen Variablen wie Ausbildung, berufliche Stellung und Haushaltseinkommen wurde ein Schichtindex gebildet, der drei Ausprägungen umfaßt:

Sozialschicht I (Oberschicht, obere Mittelschicht)
Sozialschicht II (mittlere Mittelschicht, untere Mittelschicht)
Sozialschicht III (obere Unterschicht, mittlere Unterschicht, untere Unterschicht)

Tabelle 11: DMF-T bei Erwachsenen (35 – 54 Jahre) nach Sozialschicht

	DMF-T
Sozialschicht I	16,6
Sozialschicht II	17,7
Sozialschicht III	17,6

Tabelle 12: DMF-T bei Kindern (8/9 Jahre) nach Sozialschicht

	DMF-T
Sozialschicht I	1,0
Sozialschicht II	1,2
Sozialschicht III	2,0

Tabelle 13: DMF-T bei Jugendlichen (13/14 Jahre) nach Sozialschicht

	DMF-T
Sozialschicht I	2,9
Sozialschicht II	5,1
Sozialschicht III	6,0

Tabelle 11 zeigt, daß der DMF-T Index in der Schichtverteilung bei den Erwachsenen wenig variiert. Dagegen zeigen sich in den Tabellen 12 und 13 große Differenzen bei Kindern und Jugendlichen. Kinder und Jugendliche aus den gehobenen Sozialschichten haben weniger Karies als Kinder und Jugendliche aus den unteren Sozialschichten. Diese Ergebnisse bestätigen die wissenschaftliche Lehrmeinung, dokumentiert in vielen Studien, wonach Ober- und Mittelschichten generell ein mehr präventiv ausgerichtetes Gesundheitsverhalten haben, das sich auch im zahnmedizinischen Vorsorgeverhalten auswirken muß.

Wie ist zu erklären, daß der DMF-T bei den Kindern und Jugendlichen schichtspezifisch variiert, bei den Erwachsenen so gut wie nicht? Gesicherte Ergebnisse gibt es zu dieser Frage nicht. Vermuten läßt sich, daß Kinder und Jugendliche in den Genuß prophylaktischer Maßnahmen gekommen sind und daß diese stärker in Ober- und Mittelschichten gegriffen haben. Aus der Literatur ist bekannt, daß die Karies ungleich verteilt ist. Bestimmte Risikogruppen „produzieren" ein überproportionales Maß an Karies. In den Unterschichten findet man verstärkt solche „Risikopersonen". Diese schiefe Verteilung scheint es bei den Erwachsenen in der Bundesrepublik so nicht zu geben. Da das Prophylaxeverhalten in diesen Altersgruppen nicht sehr ausgeprägt ist, ist der Zahngesundheitszustand überall gleich schlecht, die Prophylaxe hat hier noch nicht in „schlechte" und „gute" Risiken differenziert.

Bei der Parodontalgesundheit ist zu erkennen, wie diese eindeutig mit der Sozialschichtzugehörigkeit in Zusammenhang steht. Die gehobenen Sozialschichten der Erwachsenen-Altersgruppen weisen eindeutig den besseren Parodontalgesundheitszustand auf (vgl. Tab. 14).

Dieser Trend setzt sich bei den Kindern und Jugendlichen fort. So haben 39% der Oberschichtkinder ein völlig gesundes Parodontium, bei den Mittelschichtkindern sind dies 33%, bei den Unterschichtkindern 30%.

Tabelle 14: Parodontopathien bei Erwachsenen (35–54 Jahre) nach Sozialschicht					
CPITN	0	1	2	3	4
	%	%	%	%	%
Sozialschicht I	8,85	13,27	19,47	46,02	12,39
Sozialschicht II	3,95	10,70	27,44	41,86	16,05
Sozialschicht III	3,86	9,12	18,25	46,32	22,46

2. Inanspruchnahmeverhalten

Ein zweiter Schwerpunkt ist die Frage nach der Inanspruchnahme zahnärztlicher Leistungen (vgl. Tab. 15). Aus verschiedenen Fragen des Fragebogens wurde ein Index für das Inanspruchnahmeverhalten (Variablen: Zahnarztbesuch in den letzten 12 Monaten, allgemeine Regelmäßigkeit von Kontrollbesuchen, Häufigkeit der zahnärztlichen Kontrollbesuche) gebildet. Danach konsultieren 29% der Jugendlichen und ca. 30% der Erwachsenen den Zahnarzt „regelmäßig". Da die Zahlen auf einem Index-System beruhen, sind dies besonders „harte" Zahlen. Für die Altersgruppe der Kinder mußte ein fragetechnisch anderer — altersgemäßer — Weg der Erhebung gefunden werden. Hier wurde „weicher" abgefragt, so daß der Anteilswert von rund 65% „regelmäßiger Inanspruchnahme" sehr viel vorsichtiger interpretiert werden muß.

Tabelle 15: Inanspruchnahme zahnärztlicher Dienste			
	Kinder %	Jugendliche %	Erwachsene %
„regelmäßig"	63,2	29,0	29,8
„unregelmäßig"	36,8	70,9	70,1

Korreliert man nun die Inanspruchnahme mit dem DMF-T-Index (vgl. Tab. 16), so zeigt sich, daß die häufigen Inanspruchnehmer auch über den schlechteren Mundgesundheitszustand verfügen. Wie bei vielen anderen Erkrankungen auch, führen Zahnkrankheiten offensichtlich zu einem schmerzgesteuerten Zahnarztbesuchsverhalten. Dies erklärt, daß derjenige, der den Zahnarzt aufsucht, auch die größeren Beschwerden hat.

Tabelle 16: Mittlere DMF-T-Werte in Abhängigkeit von der Inanspruchnahme zahnärztlicher Dienste			
	Kinder	Jugendliche	Erwachsene
„regelmäßig"	1,7	5,6	18,2
„unregelmäßig"	1,2	4,9	17,2

3. Mundhygieneverhalten

Auch zum Mundhygieneverhalten wurde ein Index aus verschiedenen Fragen gebildet (Variablen: Häufigkeit des Zähneputzens, Zeitpunkt des Zähneputzens und Dauer des Zähneputzens), so daß diese Antworten mehr als nur subjektive Selbsteinschätzungen darstellen. Danach betreiben 29,3% der Kinder, 27,1% der Jugendlichen und 23,5% der Erwachsenen eine eher gute Mundhygiene (vgl. Tab. 17).

Tabelle 17: Klassifikation der Mundhygiene			
	Kinder %	Jugendliche %	Erwachsene %
„eher gut"	29,3	27,1	23,5
„eher schlecht"	70,7	72,9	76,5

Interessant wäre ein Abgleich des Mundhygieneverhaltens mit dem DMF-T-Index. Diese Zahlen liegen noch nicht vor, sind aber Bestandteil der Projektauswertung.

Aufschlußreich ist auch die Selbsteinschätzung der Mundgesundheit durch die Bevölkerung. 9,7% schätzen ihren Zahngesundheitszustand als „sehr gut", 38,8% als „gut" und 6% als „schlecht" ein. Vergleicht man diese Zahlen zur Zahngesundheit mit der Selbsteinschätzung zur Gesundheit allgemein, so fällt auf, daß die Zahn- und Mundgesundheit deutlich schlechter eingeschätzt wird als das Gesundheitsbefinden allgemein (vgl. Tab. 18).

Tabelle 18: Selbsteinschätzung zum eigenen Gesundheitszustand

	allgemeine Gesundheit %	Mundgesundheit %
sehr gut	17,7	9,7
gut	54,1	38,8
zufriedenstellend	19,6	31,9
weniger gut	5,6	13,4
schlecht	2,1	6,0

4. Ernährungsverhalten

Zum Ernährungsverhalten wurde eine ganze Batterie von Fragen gestellt. Der Zusammenhang von Ernährung und Zahngesundheit ist ja offensichtlich. Den Probanden wurde eine umfassende Liste von kariogen/nicht kariogen wirkenden Lebensmitteln vorgelegt, so daß diese Studie auch detailliert Aufschluß über das Ernährungsverhalten geben wird. Detaillierte Analysen stehen noch aus. Gleichwohl läßt sich schon jetzt erkennen, daß beispielsweise der Süßigkeitenkonsum in der Bundesrepublik nach wie vor hoch ist. So antworteten von den 459 befragten Kindern 353 spontan, daß sie gestern „süße Sachen" gegessen hätten (ca. 75%). Bei der Erwachsenengruppe gaben 30,6% an, zwischendurch gerne Bonbons, Schokolade etc., und 41,6% gaben an, zwischendurch gerne Kuchen, Kekse, Brot mit Marmelade zu verspeisen.

5. Verständnis von Vorbeugungsmaßnahmen

Was kann getan werden, um Beschwerden im Mund- und Zahnbereich vorzubeugen? Bei dieser Frage (als Rangplatzfrage aufgebaut) zeigt sich, daß die Bevölkerung vornehmlich auf das Zähneputzen setzt. 55,3% setzten das Zähneputzen an erste Stelle, gefolgt vom regelmäßigen Kontrollbesuch beim Zahnarzt (21,6%), gefolgt von der Einschränkung des Zuckerverzehrs (21,2%). Eine sehr wichtige Maßnahme zur Kariesbekämpfung, die Fluorid-Applikation, wird nur von 1,6% an erster Stelle genannt. Sicherlich u. a. eine Folge der Medienkampagne gegen Fluorid, die im Jahr 1985 mit der „Monitor-Sendung" ihren Höhepunkt erreichte. Bezüglich des Fluorid-Einsatzes zur Kariesbekämpfung ist verstärkte Aufklärungsarbeit sicherlich vonnöten.

6. Angst vor der zahnärztlichen Behandlung

Der Frage nach der Zahnarzt-Angst wurde mittels der „Dental-Anxiety-Scale" (Corah et al., 1969, 1978) nachgegangen. 38,6% der Respondenten gaben an, vor dem Zahnarztbesuch ein ungutes Gefühl zu haben. Selbst bei relativ schmerzfreier Behandlung wie der Zahnstein-Entfernung haben über 60% im Ansatz Angstgefühle. Die Zahnarzt-Angst ist, wie wir wissen, eine große Barriere für die Wahrnehmung von Kontrollbesuchen beim Zahnarzt, die der Vorbeugung dienen. Hier müssen verstärkt Konzepte medizinischer Psychologie entwickelt werden, um diese Barriere zu relativieren.

Quellenverzeichnis:

1. Corah, N. L.: Development of a Dental Anxiety Scale. J Dent Res 1969, 48, 596
2. Corah, N. L.; Gale, E. N.; Illig, S. J.: Assessment of a Dental Anxiety Scale. J Am Dent Assoc 1978, 97, 816—9

Resümee: Konsequenzen für Gesundheits- und Sozialpolitik im Bereich der zahnärztlichen Versorgung

Wilfried Schad, Vorsitzender des Vorstandes der Kassenzahnärztlichen Bundesvereinigung (KZBV)

Für die Zahnärzteschaft ist das vorgelegte Zahlenwerk natürlich hochinteressant, und man wird wohl ebenso zubilligen können, daß diese Ergebnisse die Zahnärzteschaft mit Stolz und auch mit ein wenig Zufriedenheit erfüllen. Nach diesem Tag — und erst recht, wenn das gesamte Zahlenwerk vorliegt, das noch weitere interessante Detailfragen beantworten wird — kann niemand mehr von der Bundesrepublik als „Niemandsland" in Sachen Mundgesundheit sprechen.

Dies ist jedoch kein Grund, sich nun ruhig im Sessel zurückzulehnen. Einige europäische Länder weisen insbesondere bei den Kindern und Jugendlichen nach wie vor bessere Zahlen aus. Aber die Zahnärzteschaft allein kann die Bundesrepublik Deutschland nicht von einem auf den anderen Tag verändern. Schließlich muß das Bemühen um Mundgesundheit vorrangig ein Anliegen eines jeden einzelnen sein. Auf seine Mitarbeit, auf sein Interesse kommt es an, wenn es mit der Mundgesundheit weiter aufwärts gehen soll.

Was die Zahnärzte dazu beitragen können, ist vor allem folgendes:
— Mitarbeit im Rahmen der Gruppenprophylaxe
— Durchführung der Individualprophylaxe in der Zahnarztpraxis

Die Zahnärzteschaft hat wesentlich dazu beigetragen, daß die Gruppenprophylaxe in einigen Bundesländern gut läuft, in anderen Ländern begonnen wurde. Aber gerade dieser Punkt macht deutlich, daß auch die anderen Partner — vornehmlich die Krankenkassen — an einem Strang ziehen müssen. Es kann guten Gewissens gesagt werden, daß dort, wo die Gruppenprophylaxe noch nicht optimal läuft, dies nicht der Zahnärzteschaft angelastet werden kann.

Die Studie macht weiter deutlich, daß neben den Kindern und Jugendlichen auch die Erwachsenen verstärkt individualprophylaktische Maßnahmen erhalten müßten. Das Gesundheits-Reformgesetz hat die Individualprophylaxe für die Gruppe der 12- bis 20jährigen eingeführt. Diese Altersgrenze ist laut Aussagen aus dem Bundesarbeitsministerium ausschließlich unter finanziellen Gesichtspunkten gezogen worden. Alle Erkenntnisse auf dem Gebiet der Prävention legen aber nahe, die Inanspruchnahme individualprophylaktischer Maßnahmen prinzipiell allen Bevölkerungsschichten zu ermöglichen; Oralprävention ist letztlich — wie auch in anderen Bereich der Präventivmedizin — eine lebensbegleitende Aufgabe.

Die Kassenzahnärztliche Bundesvereinigung ist zur Zeit auf dem Weg, einen Vertrag über Individualprophylaxe nach SGB V zu schließen. Nach zunächst zügigen Verhandlungen trat plötzlich im November letzten Jahres ein Stillstand ein. Der Bundesausschuß Zahnärzte und Krankenkassen mußte bemüht werden, damit hier die Arbeit weitergeht. Anfang April dieses Jahres hat der Bundesausschuß entschieden, daß auf der Grundlage des vom Arbeitsausschuß erarbeiteten Papiers weiterverhandelt werden soll, also auf dem Stand vom Herbst letzten Jahres. Jetzt laufen die Gespräche über die Bewertungen der einzelnen Leistungsabschnitte. Die KZBV wird sich dabei an die Bewertungen halten, die 1988 mit dem Bundesverband der Betriebskrankenkassen ausgehandelt worden waren. Angestrebt wird, daß die Verträge zum 1. Juli unter Dach und Fach sind[2]).

Aber wohlgemerkt, dieser Vertrag gilt nur für die 12- bis 20jährigen. Wie vor allem die jüngeren Patienten einbezogen werden können, ist noch offen. Zur Zeit jedenfalls steht der § 22 SGB V einer Ausweitung auf andere Altersstufen entgegen.

Besonders wichtig sind auch die Ergebnisse der Studie zu dem Komplex Parodontalerkrankungen, die aus zahnärztlicher Sicht durchaus überraschend sind. Seit zwei Jahren verhandelt die KZBV mit den Krankenkassen über einen neuen Vertrag. Er soll vornehmlich den aktuellen zahnmedizinischen Erkenntnisstand berücksichtigen. Das bisherige Schicksal dieses dringend erforderlichen Vertragswerkes ist vergleichbar mit dem Individualprophylaxe-Vertrag. Auch hier kam man sich inhaltlich und fachlich schon sehr nahe. Die weiteren Verhandlungen stocken seit gut einem Jahr, weil die Krankenkassen Angst vor der finanziellen Belastung bei breiter Inanspruchnahme durch die Versicherten haben. Dazu hat wesentlich der bisherige diffuse Erkenntnisstand über die tatsächliche Erkrankungsrate beigetragen. Bekannt ist ja vielleicht die häufig verbreitete Aussage, fast 100% der Erwachsenen hätten Zahnfleisch- und Zahnbetterkrankungen.

Die Studie relativiert diese Aussage ganz entscheidend. Rund 18% der Bundesdeutschen müßten einer komplexen, vor allem chirurgischen Parodontalbehandlung zugeführt werden. Mittels des CPITN-Indexes können Parodontal-Erkrankte in verschiedene Behandlungsklassen eingestuft werden. Nicht jeder, der entzündetes Zahnfleisch hat und somit statistisch als „Parodontal-Erkrankter" zu zählen ist,

---

[2]) Mit Datum vom 8.8.1990 wurden durch eine Entscheidung des Erweiterten Bewertungsausschusses die Leistungsbeschreibungen und -bewertungen der Individualprophylaxe-Maßnahmen festgelegt.

braucht eine über eine gründliche Zahnreinigung und gewissenhafte Mundhygiene hinausgehende Behandlung. Diese Erkenntnisse müßten nach zahnärztlicher Auffassung die Krankenkassen zur Fortführung der Vertragsverhandlungen bewegen.

Auch der Komplex „kieferorthopädische Behandlung" erscheint anhand der Ergebnisse über Zahnfehlstellungen jetzt in einem neuen Licht. Ganz offensichtlich werden die von mancher Seite kritisierten hohen Behandlungsfallzahlen von Kindern und Jugendlichen durch die Befundungsergebnisse gestützt. Dazu aus der IDZ-Studie noch einmal die Zahlen für die Gruppe der 8- und 9jährigen: 30% haben umfangreiche, knapp 67% mittlere Zahnfehlstellungen, also 97% der Kinder in diesem Alter haben in irgendeiner Form Anomalien vorzuweisen. Bedenkt man, was Hochschullehrer zum Behandlungsbedarf sagen, so ist ein derzeitiger Behandlungsumfang von 50% der Kinder bzw. der Jugendlichen durchaus zu rechtfertigen. Denn, so führt beispielsweise Prof. Witt von der Universitäts-Zahnklinik Würzburg aus: „Es kann davon ausgegangen werden, daß bei einem erheblichen Prozentsatz der Probanden dieser Gruppe" — der Gruppe B aus unserer Studie — „eine Fehlbildungssymptomatik vorliegt, die kieferorthopädisch behandlungsbedürftig ist." Dahinter steht das Faktum, daß unbehandelte Zahnfehlstellungen und Bißlagefehler zumindest über längere Zeit die Entstehung von Karies und Zahnbetterkrankungen deutlich fördern. Anders gesagt: Die Behandlung von Zahnfehlstellungen auch mittleren Schweregrades ist zur Gesunderhaltung der Zähne und zum Erhalt der Bißfunktion sinnvoll und notwendig, erfüllt somit unmittelbar auch prophylaktische Zwecke.

Im Rahmen der Präsentation wurden lediglich die ersten Auswertungen dieser Studie vorgestellt. Die Ergebnisse sind für die Gesundheits- und Sozialpolitik in der Bundesrepublik Deutschland äußerst wichtig. Anknüpfend an die Einleitungsworte von Herrn Schneider ist an die Bundesregierung zu appellieren, diese epidemiologische Studie zur Kenntnis zu nehmen und eine Wiederholung dieser Studie zu gegebener Zeit finanziell zu unterstützen. Dies ist nach Meinung der zahnärztlichen Berufsorganisationen im Rahmen einer wahrscheinlich kommenden Gesundheitsberichterstattung unumgänglich.

Der Dank von Bundeszahnärztekammer und Kassenzahnärztlicher Bundesvereinigung gilt nicht nur dem zahnmedizinischen Expertenkreis um Prof. Naujoks, der mit fachlich-zahnmedizinischem Rat der Studie zur Seite stand, sondern auch dem Institut Infratest Gesundheitsforschung, das vor allem für die Ablauforganisation und Feldarbeit zuständig war, sowie dem Institut der Deutschen Zahnärzte — und seinen Mitarbeiterinnen und Mitarbeitern —, das die wissenschaftliche Federführung und die organisatorische Gesamtverantwortung für dieses große Projektvorhaben innehatte.

Anhang

Kariesbefall im internationalen Vergleich

Vergleicht man die ermittelten Karieswerte der IDZ-Studie mit den Karieswerten anderer Länder[3]) aus dem europäischen Raum, so zeigt sich, daß von dem „Schlußlicht" Bundesrepublik Deutschland — so eine häufige Einschätzung in der gesundheits- und sozialpolitischen Öffentlichkeit — nicht die Rede sein kann.

Zieht man die in der Kariesepidemiologie sehr häufig in Anschlag gebrachte Altersgruppe der 12jährigen Jugendlichen als Bezugsgröße heran, so wird deutlich, daß die Bundesrepublik Deutschland einen mittleren Platz einnimmt.

Die Daten für die ausgewählten europäischen Länder entstammen einer aktuellen Publikation der WHO/Genf — der Weltgesundheitsorganisation — vom Mai 1989, in der die verfügbaren Angaben für die einzelnen Nationen zusammengestellt worden sind. Die dort ausgewiesenen Werte stellen Durchschnittswerte für die jeweiligen Länder dar und basieren entweder auf Ergebnissen aus repräsentativen Nationalstudien oder aus epidemiologischen Orientierungsstudien bei unterschiedlichen Stichproben; in einigen Fällen wurden auch Schätzungen für die Länder verarbeitet.

Der angegebene Wert für die Bundesrepublik Deutschland basiert auf einer rechnerischen — linearen — Interpolation

---

[3]) Aufgrund von Unterschieden bei der Stichprobenziehung, der Stichprobenumfänge, der Untersucherkalibrierung, der verwendeten Diagnosekriterien und der verwendeten Diagnoseinstrumente ist ein direkter Vergleich der ausgewiesenen Mittelwerte nur mit Einschränkungen möglich.

aufgrund der in der IDZ-Studie gemessenen Werte für die Altersgruppe der 13/14jährigen Jugendlichen und der 8/9jährigen Kinder.

Tabelle A1: Kariesbefall bei den 12jährigen im Vergleich ausgewählter europäischer Länder (Mittelwerte)

Land	DMF-T	Jahr der Publikation
Belgien	3,1	1988
Bulgarien	4,5	1985
Tschechoslowakei	3,6	1987
Dänemark	3,0	1986
Finnland	1,7	1987
Frankreich	4,2	1987
DDR	3,5 – 5,5	1986
BR Deutschland	4,1	1989
Griechenland	4,4	1985
Ungarn	5,0	1985
Island	6,6	1986
Irland	2,6 – 3,2	1984
Italien	3,0	1985
Niederlande	2,5	1988
Norwegen	3,7	1984
Polen	4,4	1987
Portugal	3,8	1984
Schweden	2,6	1987
Schweiz	2,4	1983
Großbritannien	3,1	1983
Jugoslawien	6,1	1986

Quelle: WHO Oral Health Global Data Bank, 1989; für Bundesrepublik Deutschland IDZ/Köln 1990

Basistabellen (Auszug)

aus der bevölkerungsrepräsentativen Mundgesundheitsstudie

Tabelle A2: Häufigkeitsverteilung zum Kariesbefall bei Kindern (8/9 Jahre) nach DMF-T

n = 443 Personen im Alter von 8/9 Jahren

Zähne \ Index	DMF-T %	D %	M %	F %
0	42,44	61,40	98,19	64,79
1	14,67	15,12	1,58	15,80
2	14,67	12,19	0,23	11,06
3	12,87	5,87	0,00	5,64
4	11,51	3,16	0,00	2,71
5	2,48	1,35	0,00	0,00
6	0,90	0,45	0,00	0,00
7	0,00	0,00	0,00	0,00
8	0,00	0,00	0,00	0,00
9	0,00	0,00	0,00	0,00
10	0,00	0,23	0,00	0,00
11	0,23	0,23	0,00	0,00
12	0,23	0,00	0,00	0,00
13	0,00	0,00	0,00	0,00
14	0,00	0,00	0,00	0,00
15	0,00	0,00	0,00	0,00
16	0,00	0,00	0,00	0,00
17	0,00	0,00	0,00	0,00
18	0,00	0,00	0,00	0,00
19	0,00	0,00	0,00	0,00
20	0,00	0,00	0,00	0,00
21	0,00	0,00	0,00	0,00
22	0,00	0,00	0,00	0,00
23	0,00	0,00	0,00	0,00
24	0,00	0,00	0,00	0,00
25	0,00	0,00	0,00	0,00
26	0,00	0,00	0,00	0,00
27	0,00	0,00	0,00	0,00
28	0,00	0,00	0,00	0,00
Mittelwert	1,517	0,840	0,020	0,657

Legende: D — kariös
M — wegen Karies fehlend
F — wegen Karies gefüllt

Tabelle A3: Häufigkeitsverteilung zum Kariesbefall bei Jugendlichen (13/14 Jahre) nach DMF-T

n = 452 Personen im Alter von 13/14 Jahren

Index Zähne	DMF-T %	D %	M %	F %
0	13,05	38,05	96,02	25,66
1	6,19	15,04	3,10	11,95
2	8,85	12,17	0,66	13,72
3	9,96	11,50	0,00	14,82
4	11,06	7,30	0,22	10,84
5	10,18	4,87	0,00	8,19
6	9,07	3,10	0,00	5,09
7	10,40	3,76	0,00	1,99
8	5,53	1,33	0,00	0,88
9	2,65	0,66	0,00	1,99
10	2,65	0,88	0,00	1,99
11	2,43	0,88	0,00	1,33
12	1,99	0,00	0,00	0,22
13	1,55	0,22	0,00	0,22
14	1,33	0,00	0,00	0,22
15	0,44	0,00	0,00	0,44
16	0,66	0,00	0,00	0,22
17	0,44	0,00	0,00	0,00
18	0,44	0,22	0,00	0,22
19	0,66	0,00	0,00	0,00
20	0,22	0,00	0,00	0,00
21	0,22	0,00	0,00	0,00
22	0,00	0,00	0,00	0,00
23	0,00	0,00	0,00	0,00
24	0,00	0,00	0,00	0,00
25	0,00	0,00	0,00	0,00
26	0,00	0,00	0,00	0,00
27	0,00	0,00	0,00	0,00
28	0,00	0,00	0,00	0,00
Mittelwert	5,146	2,144	0,053	2,949

Legende: D — kariös
M — wegen Karies fehlend
F — wegen Karies gefüllt

Tabelle A4: Häufigkeitsverteilung zum Kariesbefall bei Erwachsenen (35 – 54 Jahre) nach DMF-T

n = 868 Personen im Alter von 35 – 54 Jahren

Zähne \ Index	DMF-T %	D %	M %	F %
0	0,58	37,44	20,16	4,72
1	0,23	22,35	12,44	2,53
2	0,69	12,90	11,52	3,23
3	0,12	9,22	7,95	2,07
4	1,04	5,99	6,45	4,03
5	0,69	3,34	6,57	4,49
6	0,69	3,11	4,72	3,23
7	1,61	1,73	4,15	5,18
8	1,27	1,38	4,03	5,07
9	1,73	1,04	3,34	7,14
10	3,11	0,35	1,96	6,80
11	4,49	0,35	2,07	7,95
12	3,11	0,23	2,19	6,91
13	4,38	0,23	1,38	8,87
14	5,65	0,12	1,27	5,99
15	5,41	0,00	1,27	5,65
16	7,03	0,12	1,04	3,92
17	5,41	0,00	1,04	3,34
18	5,76	0,12	1,04	3,69
19	7,26	0,00	0,69	1,84
20	7,03	0,00	0,81	1,61
21	6,34	0,00	0,69	0,92
22	5,99	0,00	0,46	0,46
23	5,07	0,00	0,23	0,35
24	3,80	0,00	0,46	0,00
25	3,11	0,00	0,46	0,00
26	2,07	0,00	0,46	0,00
27	0,92	0,00	0,00	0,00
28	5,41	0,00	1,15	0,00
Mittelwert	17,532	1,862	5,400	10,271

Legende: D — kariös
M — wegen Karies fehlend
F — wegen Karies gefüllt

Tabelle A5: Parodontalerkrankungen bei Kindern (8/9 Jahre) nach CPITN (Maximalwerte)

n = 426 Personen im Alter von 8/9 Jahren

Grad	Max-Wert %
0	33,10
1	55,63
2	11,27

Legende: 0 — keine Blutung
         1 — Blutung festgestellt
         2 — Zahnstein/Füllungsüberhänge

Tabelle A6: Parodontalerkrankungen bei Jugendlichen (13/14 Jahre) nach CPITN (Maximalwerte)

n = 446 Personen im Alter von 13/14 Jahren

Grad	Max-Wert %
0	18,61
1	54,26
2	14,35
3	12,11
4	0,67

Legende: 0 — keine Blutung
         1 — Blutung festgestellt
         2 — Zahnstein/Füllungsüberhänge
         3 — Taschentiefe 4–5 mm
         4 — Taschentiefe $\geq$ 6 mm

Tabelle A7: Parodontalerkrankungen bei Erwachsenen (35 – 54 Jahre) nach CPITN (Maximalwerte)

n = 836 Personen im Alter von 35 – 54 Jahren

Grad	Max-Wert %
0	4,55
1	10,65
2	23,21
3	43,90
4	17,70

Legende: 0 — keine Blutung
1 — Blutung festgestellt
2 — Zahnstein/Füllungsüberhänge
3 — Taschentiefe 4 – 5 mm
4 — Taschentiefe ≥ 6 mm

Tabelle A8: Klassifikationsverteilung von Zahnstellungs- und Bißlagefehlern auf der Basis eines Erhebungsbogens (ohne Modellauswertung)

n_1 = 443 Personen (8/9jährige)
n_2 = 451 Personen (13/14jährige)
n_3 = 857 Personen (35 – 54jährige)

Alter \ Klassifikation	Gruppe A %	Gruppe B %	Gruppe C %
8/9jährige Kinder	1,13	68,62	30,25
13/14jährige Jugendliche	3,10	74,72	22,17
35 – 54jährige Erwachsene	1,52	76,66	21,82

Legende: A — ohne Fehlbildungssymptome
B — falls nicht Gruppe A oder Gruppe C
C — mit mehreren Fehlbildungssymptomen

Verzeichnis der Abbildungen und Tabellen

Abbildung 1: Aufbau des IDZ-Forschungsvorhabens . 25

Abbildung 2: Aufbau des Karies-Indexes (DMF-T) ... 28

Abbildung 3: Aufbau des Parodontopathien-Indexes (CPITN) 30

Tabelle 1: Ausgewählte Untersuchungsgemeinden bzw. Gemeindepaare für die Hauptstufe des Projektes 22

Tabelle 2: Verwendete Indexsysteme bzw. Parameter im Rahmen der zahnärztlichen Befundungsarbeiten 24

Tabelle 3: Mittlere DMF-T-Werte von Kindern und Jugendlichen im Zeitvergleich 28

Tabelle 4: Mittlere DMF-T-Werte der Erwachsenen im Zeitvergleich 29

Tabelle 5: Anteilswerte zur DMF-T-Verteilung bei Kindern, Jugendlichen und Erwachsenen 30

Tabelle 6: CPITN-Schweregrade bei Kindern, Jugendlichen und Erwachsenen (maximaler CPITN-Wert) 31

Tabelle 7:	Verteilung von Zahnstellungs- und Bißlagefehlern bei Kindern, Jugendlichen und Erwachsenen nach Schweregraden	32
Tabelle 8:	Versorgungsgrad der Karies bei Kindern (8/9 Jahre) und Jugendlichen (13/14 Jahre) im Zeitvergleich	33
Tabelle 9:	Anteil naturgesunder Gebisse in ausgewählten Studien (DMF-T = 0)	33
Tabelle 10:	Versorgungsgrad der Karies bei Erwachsenen (35—54 Jahre) im Zeitvergleich	34
Tabelle 11:	DMF-T bei Erwachsenen (35—54 Jahre) nach Sozialschicht	38
Tabelle 12:	DMF-T bei Kindern (8/9 Jahre) nach Sozialschicht	38
Tabelle 13:	DMF-T bei Jugendlichen (13/14 Jahre) nach Sozialschicht	38
Tabelle 14:	Parodontopathien bei Erwachsenen (35—54 Jahre) nach Sozialschicht	40
Tabelle 15:	Inanspruchnahme zahnärztlicher Dienste	40
Tabelle 16:	Mittlere DMF-T-Werte in Abhängigkeit von der Inanspruchnahme zahnärztlicher Dienste	41
Tabelle 17:	Klassifikation der Mundhygiene	41
Tabelle 18:	Selbsteinschätzung zum eigenen Gesundheitszustand	42

Anhang:

Tabelle A1: Kariesbefall bei den 12jährigen im Vergleich ausgewählter europäischer Länder (Mittelwerte) 55

Tabelle A2: Häufigkeitsverteilung zum Kariesbefall bei Kindern (8/9 Jahre) nach DMF-T ... 59

Tabelle A3: Häufigkeitsverteilung zum Kariesbefall bei Jugendlichen (13/14 Jahre) nach DMF-T 60

Tabelle A4: Häufigkeitsverteilung zum Kariesbefall bei Erwachsenen (35—54 Jahre) nach DMF-T 61

Tabelle A5: Parodontalerkrankungen bei Kindern (8/9 Jahre) nach CPITN (Maximalwerte) 62

Tabelle A6: Parodontalerkrankungen bei Jugendlichen (13/14 Jahre) nach CPITN (Maximalwerte) 62

Tabelle A7: Parodontalerkrankungen bei Erwachsenen (35—54 Jahre) nach CPITN (Maximalwerte) 63

Tabelle A8: Klassifikationsverteilung von Zahnstellungs- und Bißlagefehlern auf der Basis eines Erhebungsbogens (ohne Modellauswertung) 63

Veröffentlichungen des Instituts der Deutschen Zahnärzte

Stand: Juli 1990

(Die Auflistung schließt die Veröffentlichungen des Forschungsinstituts für die zahnärztliche Versorgung/FZV ein, das seit dem 1. Januar 1987 in das Institut der Deutschen Zahnärzte eingegangen ist.)

Institut der Deutschen Zahnärzte

Materialienreihe

Amalgam — Pro und Contra, Gutachten — Referate — Statements — Diskussion. Wissenschaftliche Bearbeitung und Kommentierung von G. Knolle, IDZ Materialienreihe Bd. 1, 2. erw. Aufl., ISBN 3-7691-7810-6, Deutscher Ärzte-Verlag, 1988, 1990

Parodontalgesundheit der Hamburger Bevölkerung — Epidemiologische Ergebnisse einer CPITN-Untersuchung. G. Ahrens / J. Bauch / K.-A. Bublitz / I. Neuhaus, IDZ Materialienreihe Bd. 2, ISBN 3-7691-7812-2, Deutscher Ärzte-Verlag, 1988

Zahnarzt und Praxiscomputer — Ergebnisse einer empirischen Erhebung. S. Becker / F. W. Wilker, unter Mitarbeit von W. Micheelis, IDZ Materialienreihe Bd. 3, ISBN 3-7691-7813-0, Deutscher Ärzte-Verlag, 1988

Der Zahnarzt im Blickfeld der Ergonomie — Eine Analyse zahnärztlicher Arbeitshaltungen. W. Rohmert / J. Mainzer / P. Zipp, 2. unveränderte Auflage, IDZ Materialienreihe Bd. 4, ISBN 3-7691-7814-9, Deutscher Ärzte-Verlag, 1988

Möglichkeiten und Auswirkungen der Förderung der Zahnprophylaxe und Zahnerhaltung durch Bonussysteme. M. Schneider, IDZ Materialienreihe Bd. 5, ISBN 3–7691–7815–7, Deutscher Ärzte-Verlag, 1988

Mundgesundheitsberatung in der Zahnarztpraxis. Th. Schneller / D. Mittermeier / D. Schulte am Hülse / W. Micheelis, IDZ Materialienreihe Bd. 6, ISBN 3–7691–7817–3, Deutscher Ärzte-Verlag, 1990

Aspekte zahnärztlicher Leistungsbewertung aus arbeitswissenschaftlicher Sicht. M. Essmat / W. Micheelis / G. Rennenberg, IDZ Materialienreihe Bd. 7, ISBN 3–7691–7819–X, Deutscher Ärzte-Verlag, 1990

Wirtschaftszweig Zahnärztliche Versorgung. E. Helmstädter, IDZ Materialienreihe Bd. 8, ISBN 3–7691–7821–1, Deutscher Ärzte-Verlag, 1990

Broschürenreihe

Zur medizinischen Bedeutung der zahnärztlichen Therapie mit festsitzendem Zahnersatz (Kronen und Brücken) im Rahmen der Versorgung. Th. Kerschbaum, IDZ Broschürenreihe Bd. 1, ISBN 3–7691–7816–5, Deutscher Ärzte-Verlag, 1988

Zum Stand der EDV-Anwendung in der Zahnarztpraxis — Ergebnisse eines Symposions. IDz Broschürenreihe Bd. 2, ISBN 3–7691–7818–1, Deutscher Ärzte-Verlag, 1989

Mundgesundheit in der Bundesrepublik Deutschland — Ausgewählte Ergebnisse einer bevölkerungsrepräsentativen Erhebung des Mundgesundheitszustandes und -verhaltens in der Bundesrepublik Deutschland, IDZ Brochürenreihe Bd. 3, ISBN 3-7691-7822-X, Deutscher Ärzte-Verlag, 1990

Sonderpublikationen

Das Dental Vademekum — Verzeichnis zahnärztlicher und zahntechnischer Arbeitsmittel und Werkstoffe. Hg.: Bundeszahnärztekammer (Bundesverband der Deutschen Zahnärzte) / Kassenzahnärztliche Bundesvereinigung, Redaktion: IDZ, Ausgabe 1989/90, ISBN 3-7691-4025-7, Deutscher Ärzte-Verlag, 1989

Dringliche Mundgesundheitsprobleme der Bevölkerung in der Bundesrepublik Deutschland — Zahlen, Fakten, Perspektiven. W. Micheelis, P. J. Müller. ISBN 3-924474-00-1, Selbstverlag, 1990*. (Überarbeiteter Auszug aus: „Dringliche Gesundheitsprobleme der Bevölkerung in der Bundesrepublik Deutschland. Zahlen, Fakten, Perspektiven" von Weber, I., Abel, M., Altenhofen, L., Bächer, K., Berghof, B., Bergmann, K., Flatten, G., Klein, D., Micheelis, W. und Müller, P. J., Nomos-Verlagsgesellschaft, Baden-Baden, 1990)

Forschungsinstitut für die zahnärztliche Versorgung

Materialienreihe

Werkstoffe in der zahnärztlichen Versorgung — 1. Goldalternativen. FZV „Materialien" Bd. 1, ISBN 3-7691-7800-9, Deutscher Ärzte-Verlag, 1980

Eigenverantwortung in der gesetzlichen Krankenversicherung. FZV „Materialien" Bd. 2, Selbstverlag, 1980*

Zur Frage der Nebenwirkungen bei der Versorgung kariöser Zähne mit Amalgam. FZV „Materialien" Bd. 3, Selbstverlag, 1982*

Direktbeteiligung im Gesundheitswesen — Steuerungswirkungen des Selbstbehalts bei ambulanten medizinischen Leistungen und beim Zahnarzt. E. Knappe / W. Fritz, FZV „Materialien" Bd. 4, ISBN 3–7691–7803–3, Deutscher Ärzte-Verlag, 1984

100 Jahre Krankenversicherung — Standortbestimmung und Weiterentwicklung des Kassenarztrechts. FZV „Materialien" Bd. 5, ISBN 3–8765–2367–2, Quintessenz Verlag, 1984

Strukturdaten zahnärztlicher Praxen. P. L. Reichertz / K. Walther, FZV „Materialien" Bd. 6, ISBN 3–7691–7807–6, Deutscher Ärzte-Verlag, 1986

Psychologische Aspekte bei der zahnprothetischen Versorgung — Eine Untersuchung zum Compliance-Verhalten von Prothesenträgern. Th. Schneller / R. Bauer / W. Micheelis, FZV „Materialien" Bd. 7, ISBN 3–7691–7608–4, Deutscher Ärzte-Verlag, 1986

Broschürenreihe

System der zahnärztlichen Versorgung in der Bundesrepublik Deutschland. B. Tiemann / R. Herber, FZV „Broschüre" 1, ISBN 3–7691–7801–7, Deutscher Ärzte-Verlag, 1980

Kostenexplosion im Gesundheitswesen — Folge eines fehlerhaften Steuerungsmechanismus? J.-M. Graf von der Schulenburg, FZV „Broschüre" 2, ISBN 3–7691–7802–5, Deutscher Ärzte-Verlag, 1981

Merkmale zahnärztlicher Arbeitsbeanspruchung — Ergebnisse einer Fragenbogenstudie. W. Micheelis, FZV „Broschüre" 3, 2., unveränderte Auflage, ISBN 3–7691–7804–1, Deutscher Ärzte-Verlag, 1984

Datenschutz im Gesundheitswesen — Modellversuch zur Erhöhung der Leistungs- und Kostentransparenz. FZV „Broschüre" 4, ISBN 3-7691-7805-X, Deutscher Ärzte-Verlag, 1985

Zukunftsperspektiven der zahnärztlichen Versorgung. FZV „Broschüre" 5, ISBN 3-7691-7811-4, Deutscher Ärzte-Verlag, 1986

Wissenschaftliche Reihe

Medizinische und technologische Aspekte dentaler Alternativlegierungen. C. L. Davidson / H. Weber / H. Gründler / F. Sperner / H. W. Gundlach / P. Dorsch / H. Schwickerath / K. Eichner / G. Forck / R. Kees, FZV „Wissenschaftliche Reihe" Bd. 1, ISBN 3-8765-2366-4, Quintessenz Verlag, 1983

Übersicht über die Dental-Edelmetallegierungen und Dental-Nichtedelmetallegierungen in der Bundesrepublik Deutschland. Hg. FZV, Deutscher Ärzte-Verlag, 1986 (vergriffen)

Die Publikationen des Institutes sind im Fachbuchhandel erhältlich. Die mit * gekennzeichneten Bände sind direkt über das IDZ zu beziehen.